DE

L'EXENTÉRATION

DU GLOBE OCULAIRE

PAR

Victor MAVEL

DOCTEUR EN MÉDECINE DE LA FACULTÉ DE PARIS

Ancien aide d'anatomie et lauréat de la faculté libre de Lille
Externe des hôpitaux de Paris

PARIS

ALPHONSE DERENNE

52, Boulevard Saint-Michel, 52

1885

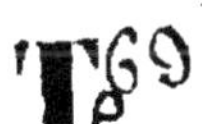

DE

L'EXENTÉRATION

DU GLOBE OCULAIRE

PAR

Victor MAVEL

DOCTEUR EN MÉDECINE DE LA FACULTÉ DE PARIS

Ancien aide d'anatomie et lauréat de la faculté libre de Lille
Externe des hôpitaux de Paris

PARIS

ALPHONSE DERENNE

52, Boulevard Saint-Michel, 52

1885

A LA MÉMOIRE DE MON PÈRE ET DE MA MÈRE

A MES MAITRES DE LA FACULTÉ LIBRE DE LILLE

DE

L'EXENTÉRATION

DU GLOBE OCULAIRE

—

INTRODUCTION

Depuis que l'énucléation du globe de l'œil a été introduite dans la chirurgie, les indications de cette opération se sont considérablement multipliées. Mais frappés de l'importance du délabrement, et de certains accidents pouvant compliquer cette intervention, nombre de chirurgiens ont cherché à la remplacer par des opérations partielles, moins graves, ou donnant des résultats esthétiques plus favorables. C'est ainsi qu'ont été proposées en particulier : l'amputation du segment antérieur de l'œil, la section des nerfs ciliaires, dans le globe oculaire, ou en arrière du globe associée ou non à le section du nerf optique. Malheureusement ces procédés sont le plus souvent insuffisants, c'est pour cela qu'on recourt journellement encore à l'énucléation.

Alfred de Grœfe a cherché récemment à son tour à remplacer cette opération et à lui substituer celle qu'il a imaginée sous le nom d'exentération du globe oculaire.

C'est cette opération que nous nous proposons d'étudier dans ce travail. Nous donnerons d'abord un coup d'œil rétrospectif sur l'énucléation ; nous attirerons de nouveau l'attention sur les accidents qui peuvent la compliquer ; nous verrons que l'anatomie de la région rend parfaitement compte de ces accidents. De ces notions anatomiques découlera l'innocuité relative de l'exentération. Nous donnerons le manuel opératoire à suivre dans cette opération, et nous terminerons en indiquant les résultats que le chirurgien est en droit d'espérer de cette intervention.

Qu'il nous soit permis de remercier notre excellent maître M. le docteur Abadie. C'est lui qui a bien voulu nous indiquer cette étude comme sujet de notre thèse.

La plupart des observations que nous publions, nous les avons recueillies à sa clinique ; la plupart des idées que nous émettons nous les avons puisées dans son enseignement. Nous le prions de recevoir ici l'expression de notre sincère gratitude.

CHAPITRE PREMIER

QUELQUES CONSIDÉRATIONS SUR L'ÉNUCLÉATION DU GLOBE DE L'ŒIL.

Cette opération pratiquée pour la première fois au xvie siècle fut bien étudiée par Bonnet qui en traça le manuel opératoire en 1841. Depuis lors elle est devenue classique et on en a peut-être abusé quelquefois. Comme toutes les opérations bien réglées elle est facile et le plus souvent sans gravité. Le principal reproche qu'on lui fait est l'énorme difformité qu'elle laisse après elle, inconvénient en partie mais non complètement masqué par les progrès de la prothèse oculaire. Après l'énucléation, les muscles moteurs de l'œil ne peuvent plus agir que très indirectement sur l'appareil prothétique. Celui-ci jouit bien de quelques mouvements dans le sens vertical, mouvements que lui communiquent en grande partie les paupières, mais dans le sens horizontal les mouvements font presque complètement défaut. Au repos l'œil artificiel remplit bien son rôle, il faut être prévenu pour en soupçonner l'existence, mais le sujet vient-il à regarder de côté aussitôt l'infirmité dont il est atteint devient évidente.

On peut reprocher encore à l'énucléation, si on la pratique chez de jeunes sujets, d'entraîner après elle une atrophie de l'orbite et de tout le côté de la face; atrophie que le port d'un œil artificiel est malheureusement quelquefois impuissant à empêcher.

Enfin un plus grave inconvénient, celui qui a poussé de Græfe à lui substituer l'exentération, c'est que dans un certain nombre de cas, restreints il est vrai eu égard à la quantité des énucléations pratiquées jusqu'à ce jour, on a vu de graves complications survenir, et la mort même en résulter. Beaucoup de chirurgiens ont signalé de ces cas malheureux. Récemment encore H. Benson dans l'Ophtalmic rewieu d'Octobre 84 signale un cas de méningite suivi de mort après l'énucléation du globe de l'œil. Nous donnons un résumé de ce travail; il indique bien l'état de la question.

L'auteur constate d'abord, que les complications cérébrales sont beaucoup moins fréquentes que les connexions de l'œil avec le cerveau pourraient le faire supposer. Il donne ensuite l'observation de son opérée.

OBSERVATION I

Ophtalmic rewieu octobre 1884 (résumée)

Il s'agit d'une jeune fille de 17 ans. Depuis une scarlatine qu'elle a eue il y a 8 ans, son œil gauche est devenu douloureux, dur, staphylomateux. En dernier lieu il s'est fait une perforation de la cornée qui a calmé les douleurs. Le chirurgien se décide à l'énucléation. Au moment de l'opération, l'œil gauche est petit, mou au toucher; la conjonctive est enflammée; la cornée est opaque, du pus s'écoule par les fistules qui la traversent. L'œil droit est normal. Maux de tête.

La malade étant anesthésiée par l'éther, l'œil à opérer est lavé

ainsi que la région avec une solution phéniquée. L'énucléation se pratique de la façon la plus classique. L'ouverture de la capsule a été
faite en dehors de l'orifice des trajets fistuleux. L'œil n'a pas été
entamé par l'instrument tranchant et ne s'est pas vidé pendant le
cours de l'opération. Pansement avec de la ouate trempée dans de
l'eau (le texte anglais dit simplement de l'eau, il n'est fait mention
d'aucun antiseptique.)

Après le réveil la malade a vomi.

Le lendemain de l'opération elle va bien ; pas de suppuration.

Le troisième jour l'opérée est affaissée. T. 38, 8.

Le quatrième jour l'hyperthermie continue ; on constate de la
rougeur autour de la plaie et on croit d'abord à un érysipèle, mais
non, il s'agit d'une simple rougeur érythémateuse. Une petite hémorrhagie s'est faite par la plaie.

Le cinquième jour le délire vient compliquer la fièvre. La mort
arrive le huitième jour.

Autopsie. A. Œil énucléé. — On constate qu'il n'a pas été ouvert ;
que l'incision de la conjonctive siégeait bien en dehors de l'orifice
des trajets fistuleux. La choroïde est épaissie et adhérente à la rétine.
Pas de pus dans le corps vitré. Le nerf optique est atrophié et uni
lâchement à sa gaîne.

B. Autopsie du cadavre. — Dans l'abdomen et le thorax rien de
particulier, les viscères sont un peu congestionnés.

Dans le crâne : dure-mère congestionnée, vaisseaux engorgés. A
la surface du cerveau et du cervelet, sur la pie-mère exsudats puru-
lents surtout abondants près de la face du cerveau. Pus dans l'espace
sous-arachnoïdien. Dans les sinus, caillots décolorés. Les ventricules
contiennent un liquide louche avec des dépôts de pus sur les couches
optiques et sur les plexus choroïdes.

Après cette observation l'auteur cite neuf cas semblables
survenus entre les mains de divers opérateurs :

De Græfe, deux cas (Les deux yeux étaient en voie de
suppuration.)

Manhart	1 cas
Horner	1 ,
Pagenstecker	1 ,
Leber	1 ,
Meyhofer	1 ,
Asplund	1 ,
Griffelth	1 ,

Benson fait suivre cette statistique des considérations suivantes : « Vous remarquez que dans ces cas les deux seuls de de Græfe présentaient une suppuration aiguë du globe oculaire. Dans le cas de l'auteur il y avait une suppuration chronique. Dans quatre cas l'observation spécifie qu'il n'y avait pas de suppuration ; dans les autres la relation est muette sur cette particularité. Comment la suppuration a-t-elle envahi le cerveau alors que le globe oculaire n'était pas suppuré ? Probablement cette complication est due à des germes venus du dehors. La méningite ne survient donc pas seulement dans les cas où le globe oculaire suppure.

Schwalbe, et après lui Schmit et Manz ont montré les communications qui existent entre la cavité arachnoïdienne et l'espace intervaginal. Les liquides injectés dans l'espace sous-arachnoïdien pénètrent en suivant la gaîne du nerf optique jusqu'au globe de l'œil. Il est probable que l'atrophie de nerf optique augmentant la cavité de l'espace vaginal, facilite cette transmission. »

Aux faits cités par Benson nous pouvons en ajouter d'autres puisés çà et là dans la littérature ophtalmologique : par exemple un cas nouveau cité par de Græfe dans sa communication au Congrès des médecins Allemands ; un autre cas cité par de Wecker dans sa Thérapeutique oculaire. Voici donc douze cas de méningite ayant suivi une énucléation. Il est probable que nous aurions une statistique encore plus chargée si tous les opérateurs avaient eu soin de signaler les désastres qu'ils ont eu à déplorer.

Avec Benson en effet on peut s'étonner que les accidents méningitiques ne se rencontrent pas plus fréquemment après l'énucléation.

A première vue, il semble que c'est par l'intermédiaire du tissu cellulaire de l'orbite que doivent se propager les accidents. Ce tissu cellulaire qui entoure le globe oculaire semble devoir s'enflammer et suppurer très facilement à la suite de l'énucléation. En réalité, si l'opération est bien faite il n'en est rien. C'est qu'entre le globe oculaire et le tissu cellulaire de l'orbite il y a une membrane aponévrotique, l'aponévrose de Tenon. Cette membrane bien que très mince en certains points n'en est pas moins continue. Elle sépare complètement la cavité orbitaire en deux loges, l'antérieure occupée par le globe oculaire, la postérieure où se trouvent les muscles, les vaisseaux, les nerfs et le tissu cellulaire de l'orbite. Si l'énucléation a été bien faite, si on n'a pas entaillé maladroitement cette aponévrose, la loge postérieure n'est pas ouverte. On a sectionné le nerf optique, coupé les tendons des muscles moteurs, mais on n'a pas intéressé cette loge postérieure, car au niveau de ces organes l'aponévrose de Tenon envoie des prolongements qui se confondent et se fusionnent ici avec les muscles, là avec la gaine du nerf optique. Après l'énucléation le tissu cellulaire de l'orbite est donc protégé. Mais ce qu'on a dû ouvrir forcément c'est l'espace vaginal, situé entre les deux gaines du nerf optique. On ouvre également l'espace lympathique situé entre la sclérotique et la capsule de Tenon ; il communique également avec le crâne, ainsi que l'a démontré Schwalbe. C'est par cette voie que l'inflammation se transmet aux méninges.

L'on sait en effet depuis les travaux de Schwalbe que cet espace communique directement avec la cavité de la séreuse crânienne. Il ne sera pas déplacé de donner ici un résumé de ces travaux. Ces recherches éclairent en effet le mode de propagation de l'inflammation de l'œil au cerveau ; elles montrent que dans l'exentération cet accident est beaucoup moins à redouter.

Le nerf optique dans son trajet intraorbitaire est accompagné par des prolongements fournis par chacune des enveloppes du cerveau. C'est ainsi qu'il est entouré par une dépendance de la dure-mère qu'on appelle gaine externe ou durale, par un prolongement de l'arachnoïde ou gaine arachnoïdale et par une gaine interne qui représente la pie-mère.

La gaine durale se continue avec la sclérotique. A ce moment la gaine arachnoïdale se confond avec elle. Ces deux membranes réunies constituent les deux tiers externes de la sclérotique, tandis que la gaine piale qui, elle aussi, se continue avec la sclérotique en forme le tiers, interne.

Entre ces différentes gaines on trouve des espaces communiquant avec les espaces analogues qui entourent les centres nerveux. Ainsi entre les gaines durale et arachnoïdale nous avons l'espace sus-arachnoïdal ou sous-dural. C'est un espace capillaire qui disparaît près de l'insertion de la gaîne durale à la sclérotique par la fusion des deux gaînes durale et arachnoïdale. Cet espace sus-arachnoïdal s'élargit dans les affections du cerveau ou des méninges au point d'effacer plus ou moins complètement l'espace intervaginal dont nous parlerons tout à l'heure. Ce n'est donc guère que dans les cas pathologiques que cet espace sus-arachnoïdal existe bien réellement.

Entre les gaînes arachnoïdale et piale, existe un espace plus important, plus développé, l'espace intervaginal ou sub-vaginal, ou sous-arachnoïdal. Cet espace s'élargit en forme d'ampoule près de l'insertion du nerf optique. Il s'insinue plus ou moins loin dans l'épaisseur de la sclérotique, n'étant séparé de la choroïde que par cette mince portion de sclérotique constituée par la gaîne piale. Cet espace s'élargit dans l'atrophie des nerfs optiques. Les deux gaî-nes externe et interne ne se réunissent que dans la portion supérieure du canal osseux que traverse le nerf optique pour pénétrer dans l'orbite. En ce point la gaîne externe adhère par son feuillet externe à l'os dont il constitue le périoste, et par sa portion interne cette même gaîne externe se rattache à la gaîne piale du nerf en sorte que celui-ci se trouve maintenu fixé à l'os, bien que le reste de l'espace intervaginal situé entre les deux gaînes demeu-re absolument libre.

Les espaces que nous venons de décrire communiquent avec leurs similaires dans le crâne ; il est probable que des ouvertures percées dans la gaîne arachnoïdale font communiquer les deux espaces sus et sous-arachnoïdal, car on ne peut les injecter isolément.

En résumé quand on coupe le nerf optique on ouvre des espaces en communication directe avec les méninges, par lesquels une injection pénètre directement dans le crâne. Rien de plus facile que de concevoir, d'après ces données, la propagation de l'inflammation de l'œil au cerveau.

On conçoit aussi comment des accidents méningitiques ont succédé à une opération qui semble de prime abord beaucoup moins grave que l'énucléation, comment, dis-je, elle a succédé à une simple névrotomie optico-ciliaire comme M. le professeur Panas en a signalé un cas (Annales d'oculistique, année 81, page 67). Pourtant toutes les précautions antiseptiques avaient été rigoureusement observées. Il s'agit d'un enfant de 14 ans qui succomba trois jours après une énervation de l'œil; à l'autopsie on constata une méningite suppurée.

Nous ne voulons pas faire ici le procès à cette opération. Des nombreuses discussions que la névrotomie optico-ciliare a soulevées, il résulte qu'elle n'a pas confirmé les espérances qu'elle avait fait concevoir. Les cas ne sont plus à compter aujourd'hui, dans lesquels les douleurs ciliaires qu'on avait cru faire disparaître ont reparu. Comme les troncs nerveux que l'on s'est contenté de sectionner pour guérir une névralgie, les nerfs ciliaires se sont régénérés. Donc cette opération ne remédiant pas d'une façon définitive à l'affection qu'elle prétendait guérir, et provoquant dans certains cas entre les mains des chirurgiens les plus habiles et les plus consciencieux, des complications redoutables est une opération qui ne trouvera plus que de bien rares indications.

Avant d'aborder l'étude de l'exentération, nous allons

dire quelques mots de l'amputation du segment antérieur du globe de l'œil. On l'a pratiquée dans certains cas à la place de l'énucléation. Elle a été bien étudiée dans la thèse de Sabaterie en 83. Cette opération consiste à enlever le segment antérieur de l'œil. Plusieurs modes opératoires ont été employés. Celui qui nous semble le meilleur est celui dont se sert notre maître, M. Abadie. C'est l'opération préconisée par Critchett pour la cure du staphylome antérieur, légèrement modifiée. On traverse la base du staphylome avec trois ou quatre fortes aiguilles courbes au devant desquelles on enlève la cornée, le cristallin et l'iris ainsi qu'une partie de la région ciliaire. Au moyen des aiguilles on passe des fils de suture qui rapprochent et affrontent les lèvres de la sclérotique de façon à former une cicatrice linéaire et transversale.

Nous ferons à cette méthode quelques objections. D'abord elle n'est applicable que chez les jeunes sujets. Passé 25 ans la sclérotique a perdu sa souplesse, il en résulte que la cicatrice n'est pas régulière. Surtout au niveau des angles de la plaie il y a des saillies qui ne s'émoussent pas comme elles le font chez l'enfant, d'où de grandes difficultés pour l'application d'un appareil prothétique. Le sujet souffre de son moignon, ne peut le faire régulariser et finit par le faire énucléer.

Un autre inconvénient, c'est que les fils de suture traversent la région ciliaire. Or nous connaissons la susceptibilité de cette région. L'irritation produite en ce point peut retentir sur l'autre œil et y provoquer des accidents sympathiques.

Pour remédier à cet inconvénient, Knap employa un procédé que perfectionna de Wecker. Au lieu de passer les fils à travers la sclérotique, ce dernier chirurgien dissèque la conjonctive à partir des bords de la plaie jusqu'au niveau de l'équateur de l'œil ; puis il affronte les deux bords de cette conjonctive ainsi mobilisée et les suture. La conjonctive ferme ainsi à elle seule la perte de substance produite sur le globe oculaire.

Il arrive dans certains cas que la conjonctive est coupée par les fils de suture. Cet accident peut survenir d'autant plus facilement que la conjonctive participe à la désorganisation plus ou moins accentuée qu'on observe dans les yeux qui nécessitent cette opération. Si donc sous l'influence de l'œdème inflammatoire qui survient à la suite de l'opération, on voit les fils de suture sectionner la conjonctive, la plaie ne se réunit pas, et rien ne protège plus le corps vitré qui fait hernie à travers la plaie.

Nous en avons précisement observé un cas à la clinique de M. Abadie. En voici l'observation en résumé.

OBSERVATION II (personnelle)

Charles S.... 24 ans — A trois ans il a reçu dans l'œil gauche un fragment de tasse qui a sectionné la sclérotique. Depuis vision abolie. De violentes douleurs surviennent dans cet œil qui devient glaucomateux. En 1875 M. Abadie lui fait une iridectomie. Les douleurs furent calmées. Elles reparurent en janvier 1884. Au commencement d'octobre dernier l'œil s'injecte il est très douloureux à la pression ; pas d'accidents sympathiques.

Le 11 novembre M. Abadie lui fait l'opération de Critchett modifiée et réunit seulement la conjonctive par six points de suture.

Les douleurs cessent.

Sept jours après on enlève les fils. Le lendemain on constate que la réunion ne s'est pas maintenue. Le corps vitré est à nu dans toute l'étendue de la section scléroticale. La conjonctive bourgeonne tout autour. On espère qu'elle recouvrira le corps vitré.

2 décembre. — La plaie a diminué progressivement. Le corps vitré est pourtant encore à nu sur une étendue de un centimètre de diamètre environ. L'état de la plaie est bon ; pas de suppuration.

5 décembre. — La plaie se resserre de plus en plus, elle n'a guère que 5 millimètres de diamètre.

10 décembre — La plaie est presque complètement fermée ; on n'aperçoit plus le corps vitré que dans une étendue de 2 ou 3 millimètres. Le lendemain on applique un œil artificiel qui est parfaitement toléré.

Si cette complication survient le malade en est donc quitte pour attendre un peu plus longtemps sa guérison. Son œil se comporte comme ceux qu'on amputait autrefois sans avoir soin de mettre de points de suture.

Mais alors même que cette opération réussit parfaitement elle n'en laisse pas moins dans le moignon la rétine et la choroïde; très souvent la région ciliaire en totalité ou en partie. Or, ce sont ces organes nous y insisterons plus tard, qui le plus souvent sont cause de l'ophtalmie sympathique. C'est la plus grave objection qu'on peut faire à cette opération.

CHAPITRE II

EXENTÉRATION DU GLOBE OCULAIRE.

Nous venons de voir dans ce qui précède que l'énucléation peut présenter dans quelques cas des complications sérieuses. Nous avons vu ensuite que les opérations moins complètes qu'on a voulu lui substituer telles que l'énervation, ont donné lieu à des accidents aussi graves. Enfin nous avons constaté que l'amputation du segment antérieur n'est pas applicable à tous les cas, et laisse dans le moignon des éléments qui peuvent provoquer des accidents sympathiques.

Mais ne serait-il pas possible sans ouvrir l'espace vaginal, et même l'espace de Tenon, d'enlever tous les éléments nerveux du globe oculaire dans lesquels peut être produite l'irritation qui provoquera sur l'autre œil des accidents sympathiques ? C'est la question que s'est posée de Graefe et qu'il a résolue en imaginant l'exentération. Ce procédé après l'avoir expérimenté un bon nombre de fois, il l'a communiqué à l'assemblée des médecins allemands réunie cette année à Magdebourg. La *Semaine médicale* du 16 octobre 84 en a donné le compte rendu que nous allons reproduire en partie.

« Il y a vingt ans, l'énucléation du bulbe était encore une opération rare ; sa fréquence a augmenté à mesure que la conviction s'est fait jour, ue l'enlèvement préventif d'un œil malade ou détruit selo.. un certain type est la seule garantie contre le développement des ophtalmies sympathiques. Les indications pour cette opération se sont considérablement multipliées depuis ces derniers temps. C'est ainsi par exemple que le nombre des énucléations que j'ai faites en 1860 et 1861 s'élevait à 1/5 pour 100 du nombre total des opérés, tandis que dans les années 1881 et 1882 ce nombre s'élève à 1/2 pour 100.

« L'énucléation n'est pas sans dangers. Lorsqu'on parle de l'importance et des dangers de cette opération, on cite toujours la mutilation et les difficultés, mais on ne fait qu'effleurer la possibilité d'une issue mortelle, à cause de sa grande rareté, comme si elle appartenait à ces cas malheureux tout-à-fait exceptionnels, dont la méthode opératoire n'est pas responsable. Quant à la mutilation, elle est d'importance secondaire si l'on considère que l'on préserve par cela le malade d'une perte totale de la vue.

« C'est ici que je dois mentionner les efforts faits pour remplacer l'énucléation par une opération qui réunisse avec la même protection prophylactique, l'avantage de conserver l'œil et d'éviter ainsi la mutilation. Je veux parler de la névrotomie optico-ciliaire.... Mais cette opération ne peut éviter d'une façon certaine les chances d'une méningite causée par l'opération.

« Pour moi, j'ai eu l'occasion d'observer deux fois une issue fatale après l'énucléation.

« En même temps que je déplorais le second cas malheureux, j'ai reçu une lettre de Leber, dans laquelle il m'annonçait que lui aussi a eu un cas de mort après l'énucléation d'un bulbe qui n'était pas encore panophtalmique. J'ai trouvé dans la littérature médicale dix cas de méningite survenue après l'énucléation du globe oculaire. Trois cas guérirent, sept succombèrent.

« L'opinion de Leber, qui dit que la cause de ces accidents doit être cherchée dans une infection de la plaie de l'énucléation, me paraît très plausible. Cette infection n'aboutit sur place qu'à une inflammation avec tendance à la propagation qui s'étend par la voie des veines dans la cavité crânienne. Comme cause directe de l'infection, Leber accuse le contact du tissu orbitaire avec le contenu purulent du bulbe fendu pendant l'opération. On pourrait objecter à cette supposition d'une phlébite thrombosique, qu'on n'a pas démontré anatomiquement la formation des thrombus, et qu'il n'y a pas pendant le cours de la maladie de symptôme qui confirme cette supposition.

« Dans un de mes deux cas la méningite fut produite par la voie lymphatique intervaginale dont les enveloppes montrèrent un gonflement croissant vers le trou optique.

« L'état actuel de la question est en somme le suivant : Dans quelques cas relativement peu nombreux, l'énucléation provoque une méningite mortelle. Nous ne pouvons nous garantir de cette issue malheureuse même en excluant de cette opération les yeux qui se trouvent dans l'état de panophtalmie. Si l'on opère dans ces derniers cas il n'est pas encore déterminé de quelle manière la panophtalmie y participe. La méningite se développe par propagation d'une irritation septique de la plaie de l'énucléation et reste limitée au dedans de la cavité orbitaire sur les voies de communication entre l'orbite et le crâne. Les méthodes antiseptiques appliquées jusqu'ici ne mettent pas à l'abri de pareils accidents.

« La grande responsabilité de l'opérateur dans ces circonstances m'a fait penser à substituer à l'énucléation une opération qui pourrait donner les mêmes succès, et éviter ou atténuer les dangers auxquels expose cette opération. Dans tous les cas où l'énucléation est indiquée, excepté dans les cas de tumeur intra-oculaire, je pratique depuis le commencement de cette année, l'*exentération* du globe.

Voici le manuel opératoire : Pour limiter autant que possible la blessure, et pour ne pas ouvrir l'espace de Tenon, on incise la conjonctive du bulbe seulement dans une petite étendue, 1 ou 2 millimètres, du bord de la cornée. On enlève la cornée. Avec une cuiller mousse on peut maintenant effectuer facilement l'évacuation totale du bulbe jusqu'à ce qu'il ne reste que l'enveloppe formée par la sclérotique.

« Pendant cette manipulation, on fait irriguer continuellement avec une solution froide de sublimé (1 pour 5.000 ou 3.000) la partie où l'on opère, lavée préalablement avec un antiseptique, et surtout l'espace occupé par le bulbe ; cet espace est saupoudré d'iodoforme après l'arrêt de l'hémorrhagie qui en général est très-légère. On réunit la conjonctive avec du catgut, et enfin après une nouvelle aspersion d'iodoforme, on applique sur la plaie fermée un pansement au sublimé.

« En principe la différence entre l'énucléation et l'exentération consiste en ce que dans cette dernière opération on ne lèse pas les voies de communication entre l'orbite et la cavité crânienne, voies par lesquelles se propage l'inflammation produite par le trauma. Cette opération prévient donc la production de la méningite ; de plus le moignon obtenu par cette opération est très avantageux pour l'application d'un œil artificiel.

« J'ai fait 42 fois l'exentération pour des affections différentes. Dans certains cas la guérison se fit par première intention, sans douleurs et sans symptômes d'irritation ; dans d'autres il y eut une réaction vive qui dura jusqu'à cinq jours dans les cas les plus défavorables. Quand il y a une forte réaction il faut prescrire le repos au lit et nettoyer la plaie par des irrigations au sublimé ; au début, compresses d'eau glacée ; plus tard, cataplasmes ou incisions, pour combattre le chémosis. »

Ce procédé n'appartient pas complètement à de Græfe. Les anciens chirurgiens faisaient suppurer le contenu du globe par divers procédés, c'était un moyen de le faire disparaître. Ils faisaient même plus, et M. Gillet de Grammont nous a dit avoir vu bien souvent Sichel après avoir amputé le segment antérieur, introduire son index dans la cavité oculaire, et la vider en enlevant les membranes vasculo-nerveuses avec son ongle.

Mais on ne peut refuser à de Græfe d'avoir régularisé cette opération, de lui avoir donné un nom, et d'avoir attiré sur elle l'attention des chirurgiens. Cette opération telle qu'il l'a décrite, notre maître M. Abadie a eu plusieurs fois l'occasion de la pratiquer ; nous consignerons à la fin de ce travail l'observation des malades qui ont subi cette opération à sa clinique. Nous allons donner d'abord quelques indications sur le mode opératoire qui nous semble préférable.

Les instruments nécessaires pour cette opération sont un blépharostat, une pince à fixer, un couteau de Beer, une spatule en métal, des ciseaux droits et courbes, une curette de Wolkmann de dimension moyenne. On chargera 5 ou 6 aiguilles courbes avec des fils de soie de différentes couleurs ; de cette façon on en retrouvera plus facilement les deux bouts quand on fera la suture. Toutes les précautions antiseptiques usitées dans les opérations sur les yeux seront minutieusement observées.

Le malade sera chloroformé. L'opération est en effet assez douloureuse, assez longue, assez délicate et nous pensons que l'anesthésie locale produite par le chlorhydrate de cocaïne serait insuffisante pour faire tolérer les manœuvres opératoires. Ces précautions prises on procédera de la façon suivante :

Premier temps. — La conjonctive sera disséquée circulairement tout autour de la cornée dans une étendue de deux ou trois millimètres ; puis on ponctionnera l'œil dans la sclérotique à un ou deux millimètres du bord cornéen, au moyen du couteau de Beer. Sans se préoccuper de l'issue de l'humeur vitrée, on introduira par cette ouverture l'une des pointes des ciseaux courbes. Au moyen de cet instrument, on coupera circulairement de façon à enlever la cornée entourée d'un anneau de un à deux millimètres formé par le limbe sclérotical. Ce premier temps de l'opération ne présente aucune difficulté, et ne peut amener aucune complication.

Deuxième temps. — Évidement du globe. — Ici on peut procéder de plusieurs manières. Voici le procédé qui a été

suivi dans trois de nos observations. La curette de Wolkmann est plongée dans la cavité oculaire ; s'en servant d'a-
bord comme d'une cuiller, on enlève le cristallin, et le corps
vitré ; puis on se met à râcler les parois de la cavité s'en
servant comme lorsqu'on l'emploie pour gratter les abcès
tuberculeux. On arrache ainsi successivement toutes les
membranes vasculo-nerveuses de l'œil, l'iris, la région ciliaire, la rétine et la choroïde. Comme les vaisseaux ne
sont pas nettement sectionnés, mais plutôt broyés par la
curette, l'hémorrhagie produite est très peu abondante. Il
suffit d'enfoncer de temps en temps dans la cavité un petit
tampon de coton hydrophyle pour opérer presque à sec.

On croirait de prime abord que la rétine et la choroïde qui
offrent si peu résistance sont facilement enlevées par la curette, et qu'il suffit de promener deux ou trois fois l'instrument dans la cavité oculaire pour extirper complètement ces
membranes et mettre à nu la face interne de la sclérotique.
Il n'en est rien. Les membranes sont d'autant plus difficiles
à enlever, que dans certains cas l'œil à opérer a été le siège
de diverses lésions, par exemple a été perforé par un plomb
comme dans une de nos observations, et que du tissu ci-
catriciel a amené entre les diverses membranes de l'œil des
adhérences anormales. Pour nettoyer complètement la cavité il faut un grattage assez énergique.

Ce temps de l'opération est donc plus laborieux qu'on
ne pourrait le supposer. Aussi avons-nous cherché si on ne
pourrait pas le rendre plus facile. Nous avons opéré sur le
lapin, et autant que les résultats obtenus chez cet animal
peuvent s'appliquer à l'homme, voici comment l'exentération nous semble le plus commode à exécuter. La cornée

est enlevée, le cristallin et la plus grande partie du corps vitré évacués. Alors au lieu de curer à l'aveugle nous procédons plus méthodiquement. Avec les pinces à mors plats,
nous saisissons l'iris vers son insertion et nous l'arrachons
avec les procès et le muscle ciliaire à leurs insertions scléro-
ticales. Cet arrachement se fait ainsi avec la plus grande fa-
cilité. Ceci fait, nous voyons le bord de la choroïde qui est
très-peu adhérent à la sclérotique, nous le saisissons avec
des pinces et nous le décollons avec la spatule métallique.
Nous procédons ainsi jusqu'au nerf optique. Ce temps de
l'opération malgré la petite hémorrhagie qui se produit
s'exécute assez facilement. Il est probable qu'il s'exécute-
rait encore mieux sur l'homme que sur le lapin, car sur cet
animal la sclérotique est assez peu résistante, elle cède. et
se replie sous les efforts de la spatule qui cherche à décoller
la choroïde. Il nous a semblé que par ce procédé on arrivait
bien plus rapidement à vider la cavité oculaire que par la
manière dont nous avons parlé tout d'abord. Pour parfaire
l'opération, nous promenons la curette de Wolkmann sur
la face interne de la sclérotique plusieurs fois, en ne crai-
gnant pas d'appuyer assez fortement.

Nous ne pensons pas que l'irrigation continue du champ
opératoire qu'emploie de Græfe pendant l'évidement soit
indispensable. Certainement c'est une précaution antiseptique excellente qui doit prévenir d'une façon efficace l'infection de la plaie, mais il nous semble assez difficile de se rendre bien compte de ce que l'on fait quand on opère au milieu de ce liquide mélangé de sang; une opération à sec est
préférable. Nous pensons, que si les précautions antisep-

iques que nous avons indiquées sont scrupuleusement observées, il n'y a aucun danger d'infection à redouter.

Troisième temps. — Nous avons une cavité limitée par la face interne de la sclérotique. Comme nous l'avons signalé, les vaisseaux broyés donnent fort peu de sang. Pour arrêter complètement l'hémorrhagie nous mettons quelques instants dans la plaie un petit tampon de coton hydrophyle. Quand cette hémorrhagie est complètement ou à peu près terminée, nous lavons la plaie avec un liquide désinfectant, et nous procédons aux sutures. Nous passons les fils dans le lambeau supérieur de la conjonctive, puis dans le lambeau inférieur et nous suturons de façon à avoir une plaie transversale. Il est préférable de multiplier les points de suture plutôt que de trop restreindre leur nombre. Nous croyons que cinq fils au moins sont né essaires ; de cette façon si l'un de ces fils vient à lâcher, les autres sont assez rapprochés pour maintenir l'affrontement des deux lambeaux.

Ce sont des fils de soie qui ont été employés dans les opérations auxquelles nous avons assisté. De Græfe emploie des fils de catgut. Nous donnons nos préférences à la soie qui est d'un maniement plus facile, et dans le cas particulier le catgut ne présente aucun des avantages qui le font choisir dans d'autres opérations.

Nous nous sommes demandé, s'il ne serait pas utile de mettre dans la cavité oculaire un petit tube à drainage. Dans quatre observations que nous relatons, on s'est passé du drainage, et les résultats n'ont pas condamné cette manière de faire. La situation d'un œil exentéré n'est pas en effet comparable à une cavité ordinaire ; qu'il survienne de la suppuration, qu'il se fasse une hémorrhagie, où les liquides pourront-ils fuser ? En avant seulement, au niveau de la suture. Ils ne pourront que se faire jour au dehors, ils ne pourront amener aucun décollement. La sclérotique est là qui leur barre le passage et les empêche de fuser, par exemple dans le tissu cellulaire de l'orbite. Le drainage perd donc ici la principale de ses indications ; il n'est pas nécessaire pour diriger au dehors les liquides qui pourront s'épancher dans la cavité oculaire, dès lors le drainage étant inutile il faut s'en passer.

L'opération terminée, nous appliquerons comme pansement simplement un petit gâteau de ouate hydrophyle trempée dans un liquide antiseptique et maintenu par une bande en flanelle.

Le malade restera couché le restant de la journée.

On lèvera le premier pansement 24 heures après l'opération. La plaie sera irriguée avec une solution désinfectante ; et le même pansement qu'après l'opération sera appliqué.

En général on n'aura pas de suppuration, la plaie conjonctivale se réunit par première intention. Dès que la réunion paraîtra solide, on pourra enlever les fils de suture. Cela arrivera en moyenne vers le sixième ou le huitième jour. Dès lors il ne sera plus nécessaire d'appliquer un pansement. Un simple carré de taffetas flottant au devant de l'œil suffira. On attendra trois ou quatre jours que les tissus ne soient plus enflammés, que la région ne soit plus œdémateuse, et on appliquera l'œil artificiel.

Suites de l'opération. — Immédiatement les douleurs ciliaires si elles existent cessent. Les malades nous ont accusé de la douleur, mais qu'ils ont différenciée de celles qu'ils éprouvaient auparavant. Chez tous nos opérés ces douleurs ont été en général plus vives qu'elles ne le sont après l'énucléation. Rien d'étonnant à cela ; l'attrition des tissus causée par la curette, doit amener une réaction beaucoup plus marquée que la section faite par des ciseaux bien effilés. Ces douleurs ont surtout été marquées chez notre troisième malade qui semble assez délicat.

Quoi qu'il en soit cette douleur n'a été que de courte durée, deux ou trois jours tout au plus. A part un peu d'œdème de la conjonctive il n'y a rien de particulier à signaler jusqu'à la cicatrisation.

État du moignon. — Quand celle-ci est obtenue on a un moignon qui se présente dans d'excellentes conditions pour la prothèse. Il est volumineux, ce qui se comprend facilement puisqu'il reste encore toute la sclérotique et toute la conjonctive. Aussi lorsque les yeux sont fermés, nous n'avons pas cette dépression énorme de la paupière supérieure qui défigure ceux chez lesquels on a pratiqué l'énucléation. Les culs de sac conjonctivaux sont très-profonds, presque aussi profonds en haut et en bas qu'à l'état normal ; la conjonctive en effet n'a presque pas subi de perte de substance.

Sur ce moignon on voit la cicatrice sous forme d'une ligne transversale. Pas de saillies, pas de bourgeons sur cette cicatrice, tout est émoussé ; rien qui puisse être irrité par le contact de l'œil artificiel. Ce n'est pas en effet la sclérotique, membrane rigide, qui a concouru à former la cicatrice, seule la conjonctive y a pris part.

Au milieu de ce moignon nous trouvons une dépression. La conjonctive a été légèrement attirée vers le centre de la cavité oculaire vidée, et qu'elle concourt ainsi à combler. Cette dépression toute fortuite n'est pas désavantageuse. M. Robillard, l'habile oculariste que nous avons consulté à ce sujet, est très content pour la prothèse de cette forme de moignon. Cette petite dépression éloigne la cicatrice de l'œil artificiel ; elle permet de donner plus d'épaisseur, partant plus d'éclat, plus de vivacité, plus de naturel à cette partie de l'œil artificiel qui est en cristal et qui représente la cornée, l'iris et la pupille. Si le centre du moignon présente au contraire un petit bourrelet au lieu de cette dépression, l'œil artificiel est comme à cheval sur cette saillie ; aussi est-il exposé à chavirer, ce qui lui arrive quand l'œil veut se mouvoir. L'œil artificiel présente souvent encore dans ces cas du retard dans les mouvements.

Le moignon obtenu par l'exentération est très-mobile ; il l'est autant que celui obtenu par l'opération de Critchett. Les insertions musculaires n'ont pas été touchées et les muscles peuvent agir parfaitement sur un moignon qui est très volumineux.

Voyons maintenant l'opéré lorsque l'œil artificiel a été appliqué. Nous avons un résultat comparable à celui donné par les opérations de Critchett les mieux réussies. Le volume de l'œil artificiel égale presque celui de l'œil sain. L'orbite du côté opéré semble aussi plein que celui de l'autre côté. Au repos le résultat est réellement merveilleux. On hésite à première vue pour désigner quel est l'œil sain, quel est l'œil artificiel. Si nous disons à l'opéré de remuer les yeux, nous constatons que dans le sens vertical les mouvements de l'œil artificiel ont presque autant d'étendue que ceux de l'œil sain. Dans les mouvements que l'œil exécute ordinairement il n'y a rien à désirer de mieux. Dans ce sens en effet, l'action du releveur de la paupière s'ajoute à celle du droit supérieur pour produire les mouvements. Dans le sens transversal où les muscles intrinsèques de l'œil seuls peuvent agir sur la pièce artificielle les mouvements sont moins étendus. En moyenne nous pouvons fixer à un centimètre la course que peut effectuer la pupille artificielle. Si le sujet regarde très en dedans ou très en dehors, de façon à ce que sa pupille atteigne les angles de l'œil la pièce de prothèse ne peut le suivre ; mais il est rare que l'on ait à porter le regard dans ces directions. Dès que l'axe visuel devient trop oblique on a une tendance toute naturelle à remplacer cette obliquité des yeux par une rotation légère de la tête, et dans ces conditions-là la pupille saine ne dépasse guère les limites que nous avons indiquées pour l'œil artificiel.

Complications. — Nous ne nous arrêterons pas aux complications qui peuvent survenir à la suite de tout traumatisme, nous ne parlerons que des accidents plus spéciaux à cette opération. Ils sont peu nombreux. Nous avons noté dans une de nos observations une hémorrhagie qui du reste n'a pas été très abondante. Un simple pansement compressif a suffi pour l'arrêter. Il ne sera pas nécessaire, pensons-nous, de recourir à des moyens plus sérieux pour se rendre maître de ces pertes sanguines. La plupart des vaisseaux ont été oblitérés par le curage. Du reste ceux qui sont intéressés ne sont que d'un faible calibre. Il n'y aurait d'hémorrhagie sérieuse à craindre que dans certaines dégénérescences, dans lesquelles en même temps que l'œil devient plus vasculaire les parois des vaisseaux deviennent moins résistantes. C'est ainsi qu'à la suite de simples iridectomies on voit des hémorrhagies devenir assez inquiétantes et nécessiter même la compression de la carotide. Il nous a été donné récemment d'en observer un cas à la clinique de M. Abadie. Au besoin on pourra recourir à ce dernier moyen si après l'exentération l'hémorrhagie ne cédait pas à un pansement compressif.

D'autres fois on pourra voir les fils de suture lâcher ; soit que les fils soient trop fins, soit que la réaction inflammatoire soit trop forte et s'accompagne d'un œdème trop considérable, ces fils pourront sectionner la conjonctive. Dans ce cas la réunion par première intention aura bien des chances de manquer; il pourra rester un petit pertuis fistuleux communiquant avec la cavité scléroticale non encore oblitérée. Mais la plaie bourgeonnera, et s'oblitera par seconde intention ; il y aura en somme un simple retard dans la guérison. Cependant si on veut se mettre plus sûrement à l'abri de ce petit inconvénient. on pourra employer le procédé que nous a suggéré notre ami Paul Bettremieux, interne des Hôpitaux, et qui consiste à passer dans la sclérotique deux points de suture profonds en catgut. (voir observation VII).

Indications. — Dans quels cas pratiquera-t-on l'exentération ? Dans les staphylomes antérieurs très prononcés, chez les enfants, on recourra de préférence à l'opération de Critchett. Le résultat est au moins aussi beau que celui de l'exentération, la guérison est obtenue peut-être plus rapidement, l'opération est moins longue, plus facile. Mais après 25 ans environ, la sclérotique est devenue trop rigide ; une cicatrice comprenant cette membrane, présentera des saillies qui empêcheront le port d'un œil artificiel, donc après cet âge si l'on a à opérer un œil staphylomateux, c'est à l'exentération qu'on devra avoir recours.

Un cas qui semble tout particulièrement demander l'exentération, est celui dans lequel le globe oculaire est envahi par la suppuration comme dans l'observation VII. Devant une pareille situation, les oculistes se décidaient jusqu'ici à l'énucléation, ou laissaient la suppuration détruire complètement le globe oculaire. Nous n'avons pas à insister de nouveau sur les inconvénients inhérents à la première de ces deux manières de faire. Quant à la seconde elle présente aussi de sérieux désavantages ; on voit la suppuration s'éterniser ; l'état général du malade est défavorablement influencé ; la suppuration peut même s'étendre, gagner le tissu cellulaire de l'orbite et déterminer des complications cérébrales. L'exentération évite tous ces inconvénients. En 15 jours, elle fournit un moignon capable de supporter un œil artificiel.

Une autre indication de cette opération est la présence dans l'œil d'un corps étranger quelle qu'en soit la nature. Qu'il vienne du dehors comme un grain de plomb (observation III) qu'il se soit développé dans l'œil comme un cysticerque, ou que ce soit un cristallin luxé ; si la vision est abolie, si l'œil est douloureux, c'est à l'exentération que l'on aura recours quel que soit l'âge du sujet.

Mais s'il s'agit d'une tumeur maligne développée dans l'œil, il n'y a pas à hésiter, il faut dépasser de beaucoup les limites du mal, c'est l'énucléation qu'il faudra faire, heureux si le néoplasme n'a pas traversé la sclérotique et gagné l'orbite.

Examinons maintenant ce qu'on peut espérer de l'exentération au point de vue des accidents sympathiques. Malheureusement les yeux exentérés que nous avons observés jusqu'ici sont trop peu nombreux ; ils n'ont pas été suivis assez longtemps, pour que nous puissions formuler une opinion fondée sur l'expérience. Nous ne pourrons étudier la question que par analogie, nous appuyant sur ce que l'on sait déjà sur l'ophtalmie sympathique. Nous ne ferons qu'émettre des probabilités, et ce n'est que plus tard qu'on pourra établir pratiquement jusqu'à quel point on devra se fier à l'exentération pour prévenir ou combattre les accidents sympathiques.

Si nous parcourons les différents traités d'ophtalmologie, nous constatons que l'accord est loin d'être parfait sur cette importante question. Mais il est des points acquis à la science à propos desquels aucune contestation ne s'élève. Tous les auteurs s'accordent à attribuer aux irritations de la région ciliaire une importance pathogénique prépondérante dans la production de ces accidents. La façon dont l'irritation s'effectue, est loin d'être la même dans tous les cas. Ici c'est une plaie de la région ciliaire; là un enclavement de l'iris ; ailleurs c'est un corps étranger contenu dans le globe oculaire, ce corps étranger peut être un grain de plomb, une paillette de fer, un cristallin luxé, une hydatide, un néoplasme etc. Dans d'autres cas l'irritation est produite à la suite d'un processus inflammatoire ayant amené des tiraillements de la région ciliaire.

Dransart dans sa thèse en 74 cite d'autres cas dans lesquels la cause des accidents sympathiques n'est plus localisée dans cette région : il s'agit de chorio-rétinites, d'hémorrhagies avec atrophie consécutive de la rétine ; de productions calcaires entre la rétine et la choroïde dans des moignons atrophiés et que l'on reconnaît à la dureté de ce moignon et aux douleurs qui s'y déclarent.

Telles sont les lésions les plus fréquentes dont sont atteints les yeux sympathisants. Ces faits connus, nous ne rechercherons pas la voie par laquelle l'irritation atteint l'œil sympathisé. Que les troubles sympathiques soient transmis par les nerfs ciliaires ou par le nerf optique ; que ces phénomènes soient des troubles d'ordre réflexe explicables par les vaso-moteurs, ou qu'il faille y voir une affection d'ordre parasitaire, de nature microbienne ainsi que Deutchman a cherché récemment à l'établir, peu nous importe. Ces questions très intéressantes à d'autres égards, ne concernent que secondairement le point qui nous occupe. Ce que nous voulons retenir de tous les travaux parus sur la question, c'est que l'ophtalmie sympathique survient dans l'immense majorité des cas à la suite d'une lésion, d'une irritation d'une des membranes vasculo-nerveuses de l'œil. Supprimons ces membranes et nous supprimerons la source la plus fréquente des accidents sympathiques. Autrefois c'était la suppuration que l'on chargeait de détruire tous ces éléments dans le globe de l'œil. Dans l'exentération on agit d'une façon plus chirurgicale ; on sait ce que l'on enlève et ce que l'on laisse ; on ne s'expose plus aux complications qui peuvent accompagner la suppuration du globe, l'opéré guérit mieux et plus vite.

Il y a entre les deux méthodes la différence qui existe entre l'ablation des tumeurs par le histouri et un procédé qui provoque leur sphacèle.

Si des opérations partielles telles que l'amputation du segment antérieur du globe préviennent ou même font rétrocéder des accidents sympathiques comme Sabaterie en cite plusieurs exemples dans sa thèse en 83, à plus forte raison pourra-t-on compter sur l'exentération, Ici en effet ce ne sont plus seulement l'iris avec la région ciliaire qui sont extirpés : c'est la rétine, c'est la choroïde, ce sont les nerfs ciliaires dans la plus grande partie de leur trajet qui sont enlevés. Il semble donc que le chirurgien peut recourir à l'exentération pour prévenir des accidents sympathiques. Nous la préférons de beaucoup à l'énucléation préventive. Si les accidents sympathiques ont débuté, à cause de la gravité du cas nous ne voudrions pas être trop affirmatif.

Cependant même dans ces cas il semble que l'exentération soit appelée à rendre des services. En effet dans l'énucléation qu'enlève-t-on de plus que dans l'exentération ? Simplement la sclérotique. Mais personne n'a jamais prétendu que cette membrane fibreuse fût pour quelque chose dans la production de l'ophtalmie sympathique. Ce n'est donc pas l'ablation de cette membrane qui pourrait faire pencher la balance en faveur de l'énucléation. Il est vrai pourtant qu'avec elle on enlève la portion intrasclérale des nerfs ciliaires et du nerf optique, il semble que c'est bien peu de chose ; et quelle que soit la théorie pathogénique des accidents sympathiques que l'on admette, il ne semble pas que cette faible partie des troncs nerveux puisse jouer un bien grand rôle. Si l'irritation de quelque ordre qu'elle soit est déjà parvenue à l'entrée de ces nerfs dans la sclérotique, il semble qu'elle n'est pas loin d'avoir dépassé cette membrane, et alors l'énucléation elle-même est impuissante à enrayer le mal, c'est ce qui arrive malheureusement quelquefois.

Donc, sans être pourtant absolument affirmatif nous pensons que même dans les cas d'ophtalmie sympathique déclarée, l'exentération remplacerait l'énucléation avec avantage.

Enfin l'exentération comme toutes les autres opérations incomplètes pourra au moins être un pis aller. Qu'un chirurgien qui croit l'énucléation réclamée par des accidents sympathiques, rencontre un sujet qui se refuse catégoriquement à une opération aussi radicale, le malade se laissera peut-être pratiquer une opération moins complète, dont on pourra lui garantir l'innocuité ou dont on lui aura montré les résultats esthétiques. Pour nous résumer, nous adopterons les conclusions suivantes :

CONCLUSION

1° L'exentération du globe oculaire est une opération facile et peu dangereuse à pratiquer.

2° Elle donne un moignon excellent pour la prothèse.

3° Elle supprime tous les éléments vasculo-nerveux de l'œil, c'est-à-dire presque tous ceux qu'on considère jusqu'ici comme capables de provoquer des accidents sympathiques. On peut donc tenter de la substituer à l'énucléation pour prévenir et même pour arrêter ces accidents.

Observation III (personnelle)

(Recueillie à la clinique de M. le docteur Abadie)

**Corps étranger du globe oculaire, abolition presque complète de la vision.
Exentération.**

Le sujet est un homme de 31 ans. Il y a deux mois étant à a
chasse il a reçu un grain de plomb qui a perforé l'œil gauche dans la
région ciliaire et à la partie supérieure et interne de l'organe.

Quand il se présente à la clinique on constate que l'orifice d'entrée
du projectile est cicatrisée ; la tension oculaire est diminuée, on
aperçoit à travers le cristallin le corps vitré qui est grisâtre.

L'œil n'est pas douloureux.

Un faible degré de perception lumineuse est conservé.

Pas d'accidents sympathiques.

Le plomb n'ayant pas été extrait, sa présence dans le globe de
l'œil est un danger pour l'œil sain. Comme la vision de l'œil blessé
est à peu près abolie, M. Abadie propose l'exentération qui est
acceptée par le malade.

On prend toutes les précautions antiseptiques usitées en pareil cas.
L'opérateur et ses aides se lavent les mains dans une solution de
sublimé à un pour 4.000 d'eau. L'œil à opérer et la région qui l'entoure sont désinfectés avec la même solution.

Le malade est chloroformé.

Les paupières sont écartées par un blépharostat. On saisit la conjonctive avec des pinces à griffe et on la détache circulairement tout
autour de la cornée. On ponctionne le globe oculaire avec le couteau
de Beer à un ou deux millimètres de la cornée dans le diamètre transversal. Par cette ouverture on introduit l'une des branches d'une paire
de ciseaux courbes et on enlève toute la cornée entourée d'une couronne
de sélérotique de un ou deux millimètres. Il s'écoule très peu de
sang. Alors avec une curette de Wolkmann de un centimètre de diamè-

tre environ on enlève tout le contenu de l'œil. Les membranes internes sont assez adhérentes et pour les enlever complètement il faut se servir des pinces concurremment avec la curette.

Les membranes sont surtout difficiles à arracher au niveau et autour de la cicatrice scléroticale. Dans ces manœuvres nous cherchons en vain le plomb qui a pénétré dans l'œil. Il est probable qu'il a perforé la sclérotique dans un autre point et qu'il s'est logé dans quelque organe voisin.

Pendant toutes ces manœuvres l'hémorrhagie a été minime. Quand le curage de la cavité oculaire a été complet on a fait un lavage antiseptique ; on a exercé un peu de compression avec un tampon de ouate pour arrêter l'hémorrhagie très légère qui se produisait et on a suturé la conjonctive au devant de la perte de substance sclérale avec 5 fils de soie.

Comme pansement on applique sur l'œil un tampon de ouate hydrophyle trempé dans une solution de sublimé à 1 pour 4.000. On le maintient avec une bande. On recommande au malade de passer au lit le restant de la journée.

Deuxième jour. — Le premier pansement est levé vingt-quatre heures après l'opération. La conjonctive ainsi que les paupières est un peu œdématiée. Il n'y a pas eu d'hémorrhagie, le pansement est à peine souillé par un peu de sérosité.

Malgré trois grammes de chloral le malade n'a pas dormi à cause des douleurs qu'il ressent dans son œil. On lui fait une injection de morphine.

Troisième jour. — Le malade a encore souffert ; pendant la nuit, on a dû lui faire une nouvelle injection de morphine.

La conjonctive et les paupières sont très œdématiées, on applique un cataplasme de fécule sur la région.

Sixième jour. — Le malade va beaucoup mieux. Les douleurs ont cessé complètement ; l'œdème est bien diminué ; la réunion des lèvres de la plaie semble parfaite. Pansement avec de la ouate trempée dans une solution d'acide borique à 4 pour 100.

Dixième jour. — L'œdème a disparu, le moignon est très mobile.

Onzième jour. — On enlève les points de suture et on permet au malade de sortir. On protège son œil avec un simple carré de taffetas.

Quatorzième jour, — On applique un œil artificiel. Cet appareil est très mobile. Les mouvements dans le sens vertical sont parfaits. L'œil artificiel suit complètement l'œil naturel ; les deux pupilles restent toujours au même niveau. Dans le sens transversal la cornée artificielle arrive à toucher les commissures des paupières. Ce n'est que dans les mouvements extrêmes que l'œil artificiel ne peut suivre l'œil sain.

Seizième jour. — L'opéré est déjà habitué à son œil artificiel. Il n'en souffre pas et n'en éprouve aucune gêne. La paupière supérieure ne présente pas cette dépression si disgracieuse qu'on observe souvent après l'énucléation.

OBSERVATION IV (personnelle).

Recueillie à la clinique de M. Abadie.

Françoise M..., 56 ans, concierge. Depuis une dizaine d'années elle ne voit plus de l'œil droit. Depuis deux ou trois mois elle en souffre par accès. Aujourd'hui la cornée est opaque ; le globe oculaire non atrophié a une tension plus élevée qu'à l'état normal. Pas de troubles sympathiques.

M. Abadie propose à la malade de la débarrasser de cet œil difforme qui ne lui sert plus à rien et qui la fait souffrir.

L'exentération est acceptée.

L'opération est pratiquée de la même façon que dans l'observation précédente.

La conjonctive est réunie par huit points de suture.

Le soir de l'opération il s'est produit une petite hémorrhagie. Le sang a traversé le pansement et la malade sentant son oreiller mouillé a appelé à son aide. On a constaté qu'il était taché de sang. On a défait le pansement et on en a remis immédiatement un autre un peu plus serré. Cela a suffi pour arrêter l'hémorrhagie.

La malade n'a pas accusé de douleurs. Le sixième jour après l'opération les points de suture sont enlevés, la réunion de la plaie est complète, il n'y a pas eu de suppuration.

Le dixième jour il n'y a presque plus d'irritation locale. Le moignon et très mobile, il présente à son centre une dépression en forme de cupule. La cicatrice est linéaire et ne présente aucune saillie. On applique un œil artificiel. Les mouvements de la pièce artificielle se font aussi bien que dans l'observation précédente.

Un mois après l'opération la malade revient faire constater son état. Son œil artificiel ne la gêne pas du tout. Les mouvements se font aussi bien que les premiers jours. Depuis l'opération elle n'a plus eu de douleurs.

OBSERVATION V (personnelle)

Et recueillie à la clinique de M. Abadie.

Lessieur François, 66 ans, infirmier à l'Asile de vieilllards de Boulogne. Il y a un an notre malade reçut dans l'œil gauche un éclat de pierre qui produisit une plaie pénétrante. Quatre jours après l'accident, d'après ce que nous dit le malade, on lui fait à l'hôpital Beaujon une paracentèse destinée à évacuer du sang épanché dans la chambre antérieure. Immédiatement après l'accident la vue n'avait pas été complètement abolie, mais huit jours après il n'y avait plus de perception lumineuse.

Quinze jours après l'accident, le malade ressent de vives douleurs dans son œil. Il vient consulter M. Abadie, qui lui fait une paracentèse de la chambre antérieure. Malgré cette intervention, les douleurs continuent ; elles viennent par accès qui durent deux ou trois heures.

Les douleurs deviennent telles qu'au mois d'octobre 1884 M. Abadie propose l'exentération.

L'opération, telle qu'elle a été décrite, est pratiquée le 15 octobre.

Dès le soir même les douleurs cessent.

Le malade nous dit lui-même qu'il souffre bien un peu de l'opération, mais qu'il ne ressent plus les douleurs qu'il éprouvait auparavant.

La guérison a marché régulièrement; pas d'hémorrhagie, pas de suppuration. Au bout de quatre semaines, nous revoyons l'opéré. Les douleurs n'ont pas reparu.

Le moignon est très mobile; la cicatrice linéaire ne présente pas de saillies. La dépression que nous avons notée au centre du moignon dans l'observation précédente existe, mais bien moins accentuée. Deux mois après l'opération, le sujet revient à la clinique; son état est excellent. Il ne porte pas d'œil artificiel; il dit qu'il n'en a pas besoin; mais tout porte à croire que si on lui en appliquait un il jouirait d'autant de motilité que chez les autres opérés.

Observation VI (Résumée)

Due à l'obligeance de M. Gillet de Grammont.

X.., jeune fille de 18 ans.

L'œil gauche a été perdu à l'âge de dix-huit mois à la suite d'une conjonctivite purulente. Cornée opaque et staphylomateuse. Pour faciliter l'application d'un œil artificiel M. Gillet de Grammont se décide à amputer le segment antérieur de l'œil.

On éprouve une grande résistance pour ponctionner la sclérotique, on s'aperçoit alors que la choroïde est calcifiée. Après cette constatation M. Gillet de Grammont incise transversalement la sclérotique de dedans en dehors, saisit la coque osseuse formée par la choroïde calcifiée, avec des pinces, la sépare complètement de la sclérotique et met ainsi à nu la face interne de cette dernière membrane. On ne met pas de points de suture.

La face interne de la sclérotique s'est mise à bourgeonner; petit à petit la plaie s'est comblée. Il n'y a eu aucune complication. Un œdème assez considérable a été noté comme dans plusieurs de nos autres observations.

Trois semaines après l'opération nous voyons la malade. Elle a un moignon très mobile. Les bords de la sclérotique sont attirés vers le centre du moignon où l'on trouve une dépression en forme de cupole. La cicatrisation est complète. On va donner à l'opérée un œil artificiel.

Ainsi sans points de suture on a obtenu à peu près la même résultat et presqu'aussi rapidement que dans nos autres observations.

Observation VII (inédite).

Hôpital Lariboisière, service de M. le professeur Duplay. — Observation due à l'obligeance de mon ami Paul Bettremieux, interne du service.

Charles X..., âgé de cinq ans, est amené il y a environ un mois à la consultation des yeux de l'hôpital Lariboisière. Il est atteint d'un petit abcès de la cornée pour lequel on institue un traitement. On recommande aux parents de ramener le malade le lendemain. L'enfant revint seulement trois semaines après. Ses parents l'avaient conduit à un dispensaire du quartier.

On constate que l'œil est perdu. La cornée est largement perforée et donne passage à une masse purulente qui semble occuper tout le globe oculaire. L'enfant se plaint beaucoup. Pendant quelques jours on fait matin et soir des lavages avec une solution de sublimé et on applique un pansement antiseptique avec le bandeau compressif. Mais la suppuration continue, l'enfant s'affaiblit sous l'influence de la douleur et de l'insomnie. On se décide à intervenir et l'exentération est pratiquée.

L'enfant est chloroformé ; on lave l'œil minutieusement, et on instille quelques gouttes d'une solution de cocaïne pour faciliter l'anesthésie. La conjonctive est disséquée sur tout le pourtour de la cornée, puis on ponctionne l'œil avec un couteau de Beer à l'union de la sclérotique avec la cornée. Par l'ouverture ainsi produite on introduit l'une des branches d'un ciseau courbe et on enlève la portion des enveloppes correspondant à la cornée. Le corps vitré apparaît complètement infiltré de pus concret. Avec des pinces et une curette de Wolkmann on détache assez facilement la choroïde de la sclérotique. L'excentération semble plus facile en raison de l'épaississement de la choroïde, cette membrane semble aussi moins adhérente qu'à l'état normal. Il se présente sans doute ici un phénomène analogue à celui qu'on observe sur le périoste quand il est enflammé. L'opération se fait presque sans hémorrhagie. Après avoir bien nettoyé la cavité oculaire et mis partout à nu la face interne de la sclérotique, on applique les points de suture. Deux points profonds en catgut réunissent la plaie scléroticale. Par dessus cette première suture, on réunit la conjonctive avec trois fils de soie. Pansement avec de la ouate trempée dans une solution boriquée.

Deuxième jour. — L'enfant a bien dormi, ne se plaint pas; pas de suppuration, la plaie a un bel aspect. On lave avec une solution boriquée et on applique le même pansement.

Troisième jour. — Un peu d'œdème de la conjonctive.

Cinquième jour. — La plaie a un bel aspect, la réunion des lèvres de la plaie semble complète.

Sixième jour. — On enlève les trois points de suture superficiels.

Dixième jour. — L'enfant, complètement guéri, ne souffre pas; sa santé générale est redevenue bonne, il dort et mange bien.

Quinzième jour. — On essaie un œil artificiel. L'appareil prothétique est parfaitement toléré par l'enfant et jouit d'une grande mobilité.

Imprimerie A. DERENNE, Mayenne. — Paris, boulevard Saint-Michel, 52.

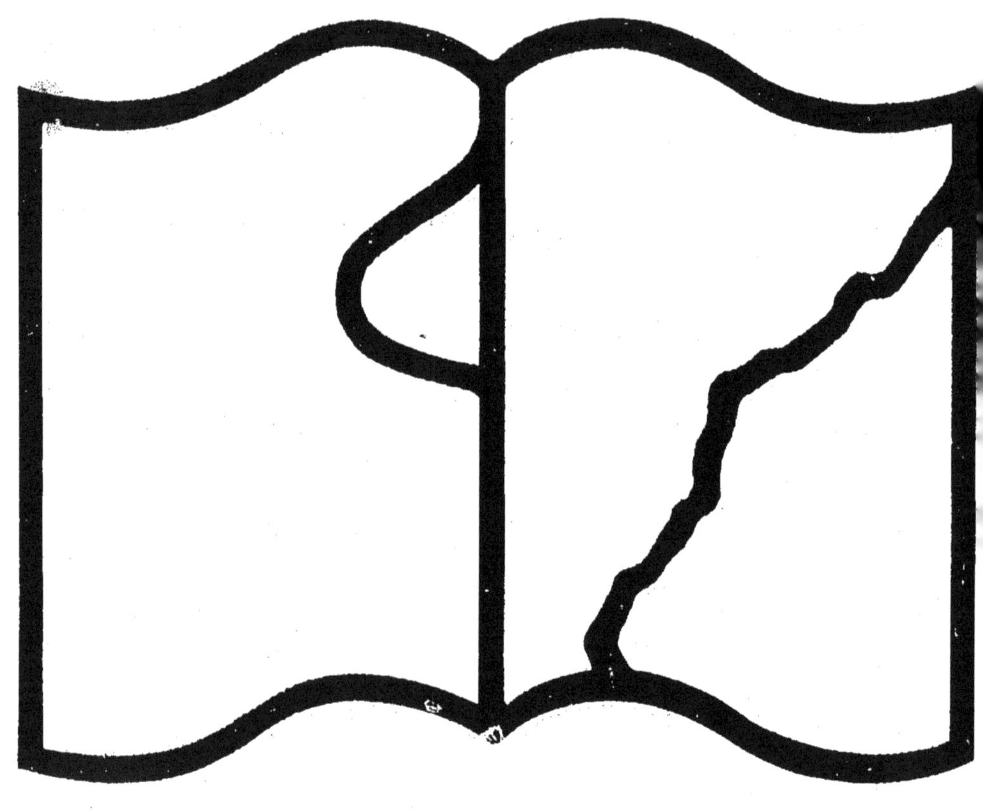

Texte détérioré — reliure défectueuse

NF Z 43-120-11

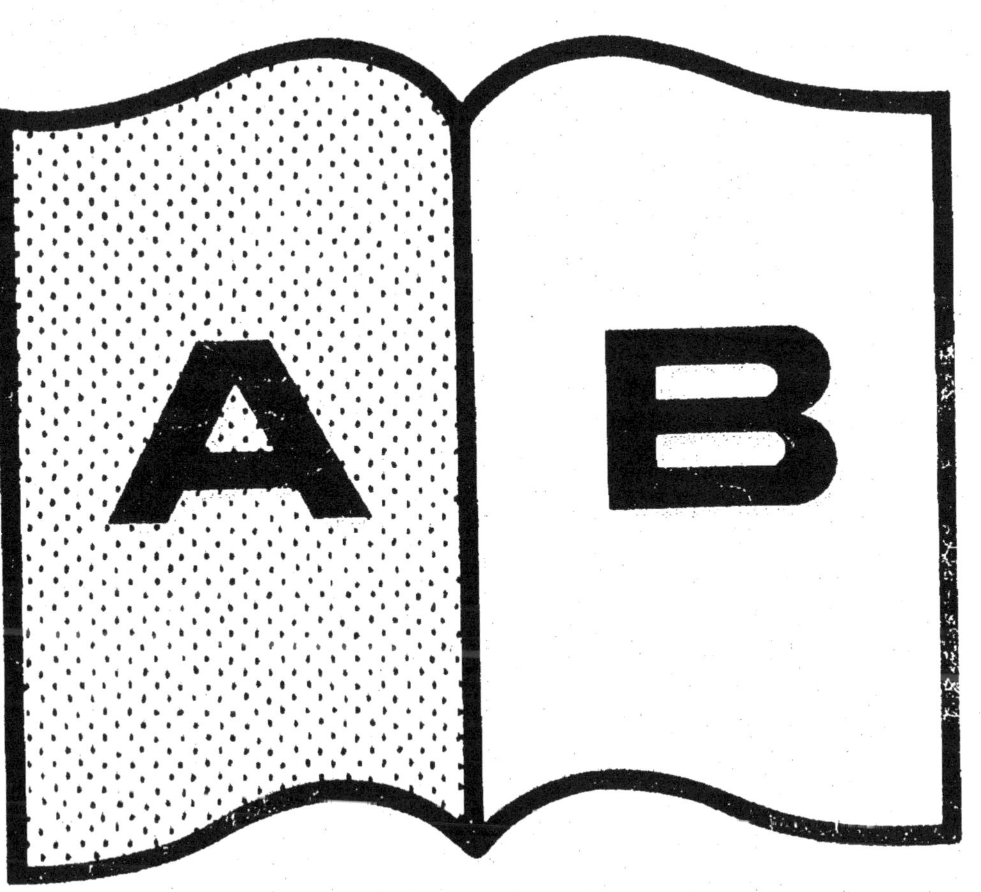

Contraste insuffisant

NF Z 43-120-14

www.ingramcontent.com/pod-product-compliance
Ingram Content Group UK Ltd.
Pitfield, Milton Keynes, MK11 3LW, UK
UKHW021129140726
13695UKWH00004B/1807